# BEI GRIN MACHT SICH IHR WISSEN BEZAHLT

AF135832

- Wir veröffentlichen Ihre Hausarbeit, Bachelor- und Masterarbeit

- Ihr eigenes eBook und Buch - weltweit in allen wichtigen Shops

- Verdienen Sie an jedem Verkauf

## Jetzt bei www.GRIN.com hochladen und kostenlos publizieren

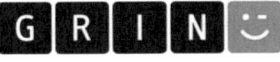

# Herausforderungen in der Zusammenarbeit von Akteuren im Gesundheitswesen

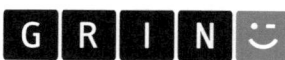

**Bibliografische Information der Deutschen Nationalbibliothek:**

Die Deutsche Nationalbibliothek verzeichnet diese Publikation in der Deutschen Nationalbibliografie; detaillierte bibliografische Daten sind im Internet über http://dnb.d-nb.de abrufbar.

ISBN: 9783346654519
Dieses Buch ist auch als E-Book erhältlich.

© GRIN Publishing GmbH
Nymphenburger Straße 86
80636 München

Druck und Bindung: Books on Demand GmbH, Norderstedt Germany
Gedruckt auf säurefreiem Papier aus verantwortungsvollen Quellen

Das Buch bei GRIN: https://www.grin.com/document/1234647

Hochschule Fresenius

Fachbereich onlineplus

Studiengang: Management im Gesundheitswesen

Hausarbeit

# Herausforderungen in der Zusammenarbeit von Akteuren im Gesundheitswesen

Abgabedatum: 21.02.2022

# Inhaltsverzeichnis

# Einleitung

Der Begriff Stakeholder betrifft zahlreiche Unternehmen jeglicher Art und gewinnt immer mehr an Bedeutung. Darunter werden Personengruppen verstanden, die direkt oder indirekt von Tätigkeiten eines Unternehmens betroffen sind und daher daran interessiert sind, wie das Verhalten des Unternehmens in bestimmten Situationen widergespiegelt wird (Wasieleski & Weber, 2017, S. 3 - 4). Dieser Begriff ist im Gesundheitswesen ebenfalls weit etabliert (Wasieleski & Weber, 2017, S. 12). Dabei wird zwischen internen und externen Stakeholdern unterschieden. Die Inhaber/Innen, auch Shareholder genannt sollen hierbei die Interessen dieser Gruppen bestmöglich erfüllen. Diesbezüglich kann der Term *Social Responsiveness* ebenso erwähnt werden. Hierbei sollen Führungspositionen bei Entscheidungen auf Anspruchsgruppen Rücksicht nehmen. Mögliche Anspruchsgruppen im Gesundheitssystem sind demnach Mitarbeiter/Innen, Patienten/Innen, Eigentümer/Innen, Lieferanten/Innen und der Staat, um einige zu nennen. All diese Gruppierungen verfolgen gemeinsame oder gegensätzliche Interessen (Thommen, 2017). Daher sind in diesem Zusammenhang Herausforderungen in der Koordination der Gesundheitsversorgung zu nennen, welche die sogenannten Stakeholder automatisch auch betreffen (Bachner et al., 2019, S. 30). Da zahlreiche Aspekte von einer sorgfältigen Planung der Gesundheitsversorgung abhängig sind werden Akteuren wie Bund und Krankenversicherungsträgern eine große Last zugetragen (Bachner et al., 2019, S. 20). Durch Entscheidungen dieser Hauptakteure können diverse, bereits oben genannte Gruppen, beeinflusst werden (Bachner et al., 2019, S. 27 – 28).

Umso wichtiger ist dabei eine effiziente Zusammenarbeit und eine umfangreiche Absprache zwischen den Beteiligten, welche am Bestehen des Gesundheitswesens beteiligt sind, zu erlangen (Bachner et al., 2019, S. 27 – 28). Dies sollte trotz einer großen Bandbreite an Personen- beziehungsweise Berufsgruppen ermöglicht werden können (Bachner et al., 2019, S. 163). Doch das Handeln der Hauptakteure kann hierbei nicht als einziger Grund für das Bestehen von möglichen Uneinigkeiten angegeben werden. Verschiedene Gründe, welche in der Hausarbeit näher ausgeführt werden, können zu Interessenskonflikten unter den Stakeholdern führen (Fitte, 2021, S. 13). Daraus resultierend lässt sich folgende Frage stellen: Welche, in der Literatur beschriebenen Herausforderungen, verursachen eine erschwerte Zusammenarbeit zwischen Akteuren im Gesundheitswesen? Das Ziel der Hausarbeit ist es, die Gründe für herausfordernde Zusammenarbeit zwischen Personen, welche als Stakeholder im Gesundheitswesen angeführt werden, anhand wissenschaftlich fundierter Literatur, aufzuzeigen.

# 1 Hauptteil / Ergebnisse

Im Hauptteil werden die Ergebnisse dargestellt, die auch zugleich die Forschungsfrage beant-worten sollen.

## 1.1 Vertretung verschiedener Ansichten

Oftmals verfügen verschiedene Interessensgruppen im Gesundheitswesen, welche miteinan-der kooperieren, auch über unterschiedliche Ansichten. Gruppen, für welche eher das Zeitma-nagement im Vordergrund steht können in einen Konflikt mit anderen Akteuren, welche wie-derum finanzielle Ziele verfolgen und der Zeitfaktor für diese eher zweitrangig ist, geraten. Dies stellt eine Herausforderung für die Versorgung im Gesundheitswesen dar (Riester, 2020, S. 4). Versicherte Personen erwarten beispielsweise für nicht zu hoch angesetzte Beiträge eine angemessene Betreuung durch Gesundheitsanbieter. Die ärztliche Leistung soll hierbei für jeden gleichermaßen zugänglich sein. Durch den Vergleich der gesetzlichen und privaten Krankenversicherung entstehen jedoch immer häufiger Debatten darüber, dass privat Versi-cherte bevorzugt oder gleiche Gesundheitsleistungen von privaten Krankenversicherungen höher vergütet werden als dies bei gesetzlichen Versicherungen der Fall ist. Demnach entste-hen auch verschiedene Meinungen hinsichtlich der Versorgung generell, weshalb in diesem Fall eine Uneinigkeit zwischen verschiedenen Parteien ersichtlich wird (Fößleitner, 2020, S. 489ff). Daraus entstehen unterschiedliche Ansichtsperspektiven, welche eine verzerrte Wahr-nehmung und unangenehme Folgen auslösen können (Fößleitner, 2020, S. 481f).

Darunter leidet vor allem die Ärzte-Patienten-Beziehung. Die Zusammenarbeit zwischen den Leistungserbringern/Innen und den Leistungsempfängern/Innen wird hierbei durch die ver-schiedenen Versicherungsformen, deren Anbieter/Innen ebenso als Akteure genannt werden dürfen, negativ beeinflusst (Fößleitner, 2020, S. 491). Nichtsdestotrotz wird angenommen, dass Ärzte/Innen bei der Versorgung derer Patienten/Innen gesundheitliche Aspekte vor indi-viduellen Bedürfnissen, wie beispielsweise monetären Interessen, stellen (Fößleitner, 2020, S. 491). „Dieser Grundsatz gilt schon seit dem antiken hippokratischen Eid, der ‚Goldenen Regel der Medizin', der als Kern des ärztlichen Selbstverständnisses, den Patienten*innen nicht zu schaden und sich vorrangig an den Bedürfnissen der Patienten*innen zu orientieren, sieht" (Fößleitner, 2020, S. 491). Auch wenn kontroverse Ansichten kaum vermeidbar sind, können diese für die Gesellschaft schädlich sein und sollten daher Beiseite geschafft werden (Fößleitner, 2020, S. 481). Im Bereich des Gesundheitswesens können selbstverständlich noch von zahlreichen verschiedenen Ansichtspunkten und deren Problematiken berichtet wer-den. Dies würde jedoch den Rahmen dieser Hausarbeit sprengen.

## 1.2 Die Digitalisierung als Herausforderung für Beteiligte

Die Digitalisierung im Gesundheitswesen schreitet von Tag zu Tag voran und betrifft zahlreiche Gruppierungen der Gesellschaft. Die Gesundheitsversorgung an sich ist dadurch einem Wandel ausgesetzt, da beispielsweise neue Möglichkeiten der Diagnostik geschaffen werden. Doch die Digitalisierung birgt auch oftmals Gefahren in sich, welche verschiedene Personengruppen und die Kooperation dieser betreffen kann, in sich (Lux, 2018, S. 1). An dieser Stelle ist ein Grundpfeiler der Digitalisierung, kurz E-Health genannt, zu nennen. Der Begriff E-Health wird unterschiedlich definiert, eine einheitliche Begriffsbestimmung kann laut Lux (2018, S. 3) nicht gefunden werden. Unter E-Health wird unter anderem die Nutzung von Informations- und Kommunikationstechnologien im Gesundheitswesen verstanden. Beispiele dafür sind die Behandlung von Patienten/Innen, die Durchführung von Forschungsarbeiten, die Ausbildung von Arbeitskräften im Gesundheitswesen, das Verfolgen von Krankheitsverläufen und die Überwachung der öffentlichen Gesundheit (Lux, 2018, S. 3). Eine erwähnenswerte Eigenschaft von E-Heath ist „die Vernetzung der Akteure im Gesundheitswesen durch Bereitstellung geeigneter fachlicher und technischer Konzepte, Methoden und Werkzeuge" (Lux, 2018, S. 3). Hierbei sollte die Form der Digitalisierung an die Bedürfnisse bestimmter Gruppen im Gesundheitswesen, wie die der Ärzte/Innen, Pfleger/Innen, Patienten/Innen und Versicherungen angepasst werden, da diese besonders miteinander interagieren. Im Idealfall werden diese Stakeholder in den Innovationsprozess involviert, da diese von E-Health direkt betroffen sind (Lux, 2018, S. 4 – 5).

Im Zuge der Digitalisierung wird geraten die Person in den Fokus zu stellen. In diesem Fall sind dies beispielsweise Leistungserbringer/Innen (Ärzte/Innen und Pflegepersonen), Leistungsempfänger/Innen (Patienten/Innen), Angehörige und noch einige mehr zu nennen. Da eine enge Zusammenarbeit dieser Gruppen für eine funktionierende Versorgung erforderlich ist, soll E-Health für diese Stakeholder eine unterstützende Rolle einnehmen. Eine Kooperation kann jedoch deutlich erschwert werden, falls diese Digitalisierungsform mehr Schwierigkeiten als Erleichterungen herbeiführt. Als Beispiel kann hier die Versorgung von Patienten/Innen in der Notaufnahme angegeben werden. Wenn diese mit diversen Beschwerden in eine Klinik gebracht werden und das digitale System, welches als optimale Stütze für Leistungserbringer/Innen dienen soll, nicht einwandfrei funktioniert oder zu komplex aufgebaut ist, kann dies Ärzte/Innen in der Diagnostikfindung erheblich beeinträchtigen. Somit wird die Kollaboration zwischen dem ärztlichen Personal und dem Pflegepersonal negativ beeinflusst, da Letztere beispielsweise verpflichtet sind in deren Pflegeberichten Angaben genauestens zu dokumentieren, darunter auch die Diagnose. Hinzu kommt, dass die Patienten/Innen die Leidtragende davon werden können (Lux, 2018, S. 5ff).

Sury (2020, S. 442) hebt die potentielle Gefahr der Cyberkriminalität in Hinsicht auf die Digitalisierung im Gesundheitswesen hervor. Dieser Aspekt erschwert die Zusammenarbeit der Akteure im Gesundheitswesen, da diese dafür verantwortlich sind, Maßnahmen gegen solche Cyberattacken zu setzen. Cyberattacken sind jedoch oftmals nicht vorhersehbar, was die Situation erschwert. Somit können Patientendaten, welche für Dritte nicht bestimmt sind, an die Öffentlichkeit gelangen, obwohl dies nicht Sinn und Zweck der Digitalisierung ist. Durch das Phänomen der Digitalisierung wird eine immense Menge an Daten ausgearbeitet und in den entsprechenden Datenbanken gespeichert. Dazu zählen unter anderem Daten über Patientenaufnahmen, ärztliche Berichte über den Gesundheitszustand der jeweiligen Patienten/Innen, labortechnische Auswertungen, Befunde und Diagnosen. Was an sich einen Vorteil und eine immense Erleichterung in der Arbeit der Berufsgruppen im Gesundheitswesen ermöglichen soll, kann bei Datenlecks zu datenschutzbezogenen Unannehmlichkeiten führen und die Kooperation der Akteure erschweren. Hinzu kommt, dass diesbezüglich gesetzliche Rahmenbedingungen einzuhalten sind und diese durch die aufgezählten Missstände missachtet werden. In diesem Fall ist daher ratsam, jeden Schritt der Datenbearbeitung sowie der Dateneinsicht zu dokumentieren, um eine einwandfreie Nachvollziehbarkeit gewährleisten und einen Datenmissbrauch bestmöglich ausschließen zu können (Sury, 2020, S. 442f).

Auch wenn die Digitalisierung im Gesundheitsbereich einen weiten Fortschritt aufzuweisen hat sind Domänen vorhanden, in welchen diese noch als ausbaufähig zu betrachten sind. Die Art der Verschriftlichung des Behandlungsvorganges, der digitale Austausch unter den Akteuren sowie uneinheitliche Standards können an dieser Stelle erwähnt werden (Lux, 2018, S. 11). Gründe für das bescheidene Vorankommen in diesen Bereichen sind laut Lux (2018, S. 11) komplizierte Vorgehensweisen der Gesundheitsbranche, welche den Fortschritt eher bremsen, anstatt zu beschleunigen. Die fehlenden finanziellen Mittel werden hier ebenso als eine Ursache angegeben. Hiervon betroffen sind die bereits erwähnten Stakeholder im Gesundheitswesen sowie deren Zusammenarbeit (Lux, 2018, S. 11).

## 1.3   Forderung nach Effizienzsteigerung vs. Ressourcenknappheit

Der im deutschsprachigen Raum vorkommende Wohlstand führt in der Gesellschaft oftmals zu erhöhten Erwartungshaltungen an die Gesundheitsleistungen und deren vermehrter Inanspruchnahme. Damit einhergehend müssen auch gleichzeitig die Ressourcen mitwachsen und dementsprechend zum Einsatz kommen (Angerer & Liberatore, 2018, S. 14). Der steigende Bedarf und die heranwachsende Erwartungshaltung an Gesundheitsleistungen kann oftmals aufgrund mangelnder Ressourcen, sowohl finanzieller als auch persönlicher Natur, nicht abgedeckt werden (Pfaff et al., 2017, S. 341).

Durch die Erwartungshaltung der Gesellschaft wird auch die Effizienzsteigerung im Gesundheitssystem oftmals als selbstverständlich betrachtet. Somit sind Stakeholder im Gesundheitswesen diesen Ansprüchen ausgesetzt und indirekt dazu gezwungen gewissen Handlungen zu setzen (Angerer & Liberatore, 2018, S. 15). Daher stehen diverse Akteure unter Druck, die zumindest vorhandenen Ressourcen sinnvoll und effizient einzusetzen (Pfaff et al., 2017, S. 5). Zumindest die Erhaltung des Qualitätsstandards der Gesundheitsleistungen durch Entscheidungen der Beteiligten soll als Ziel deklariert werden. Die Forderung nach Effizienzsteigerung betrifft unter anderem die Versicherungsbranche. Um eine bessere Zusammenarbeit zwischen Versicherungen und den restlichen Stakeholdern im Gesundheitswesen erlangen zu können, müssen von Managementpositionen neue Perspektiven geschaffen und diese mit den betroffenen Gruppen kommuniziert werden (Angerer & Liberatore, 2018, S. 15). Schlüsselfunktionen haben dabei Apotheken, Pharmaunternehmen, Krankenhäuser und die Medizintechnologie (Angerer & Liberatore, 2018, S. 7).

Eine adäquate Ressourcenaufteilung ist im Rahmen dieser Problematik unumgänglich. Einerseits soll das Gesundheitssystem nicht darunter leiden und die Patientenorientierung im Vordergrund stehen, andererseits soll beispielsweise die Berufsgruppe der Ärzte/Innen nicht zu stark belastet werden. Auch Akteure, welche keinen Patientenkontakt haben sind von dieser oben genannten Problematik betroffen. Diese sind ebenso dafür zuständig für das Wohl der Patienten/Innen und für eine gut funktionierende Zusammenarbeit unter den Stakeholdern zu sorgen. Kostendiskussionen verstärken häufig zusätzlich die missliche Lage. Ärzte/Ärztinnen sind davon besonders betroffen (Schropp, 2018, S. 96f). „Ärztinnen und Ärzte sollen frei sein, in der jeweiligen Situation alles zu tun, was ihnen im Hinblick auf das Wohl ihrer Patienten wichtig erscheint. Umgekehrt sollen Patientinnen und Patienten darauf vertrauen können, dass ihnen bestmöglich und ohne Rücksicht auf Kostenüberlegungen geholfen wird" (Schropp, 2018, S. 97). Unabdingbar ist in einer solchen Situation jedoch auch die Verschwendung der ohnehin knapp verfügbaren Ressourcen im Gesundheitswesen. Der Einsatz dieser muss daher mit Bedacht erfolgen. Diese Thematik soll beispielsweise durch eine Forcierung der Arzt-Patienten-Beziehung in Form von Gesprächen angeschnitten werden. Im Rahmen solcher Gespräche soll versucht werden Patienten/Innen und Angehörigen die Problematik bewusst zu machen und entgegensteuernde Maßnahmen zu erläutern (Schropp, 2018, S. 99).

## 1.4 Fehlerhafte Kommunikation bei der Zusammenarbeit

Die Kommunikation im Gesundheitswesen ist ein Grundpfeiler für das Funktionieren von bestimmten Abläufen (Jurkowitsch, 2016, S. 13).

Bei Kommunikationsfehlern kann die Arbeit zwischen Pflegepersonal und Patienten/Innen beeinträchtigt werden, was wiederum dazu führen kann, dass der Genesungsprozess dadurch negativ beeinflusst wird und somit eine Unzufriedenheit auf beiden Seiten entsteht. Da verschiedene Kommunikationskanäle genutzt werden, entstehen Verständnisfehler teilweise leichter. So kann beispielsweise die Mimik eines/einer Patienten/In, welche über keine sonstigen sprachlichen Fähigkeiten verfügt, falsch gedeutet werden. Daraus folgend werden eventuell falsche Handlungen abgeleitet und eingesetzt. Tonart, Geschwindigkeit beim Reden sowie Sprachpausen zählen ebenso zu den falsch deutbaren Indikatoren eines Gespräches. Umso wichtiger ist, dass in kommunikationsstarken Bereichen, worunter auch das Gesundheitswesen fällt, Kommunikation professionell eingesetzt wird. Seit einigen Jahren werden Patienten/Innen an selbstbestimmter und wollen in den Prozess der Betreuung / Therapie aktiv eingebunden werden. Diese hinterfragen somit immer mehrere Aspekte. Ein umfangreicher Informationsaustausch ist aus diesem Grund unerlässlich. Die Problematik hierbei ist, dass dieser Wandel das Gesundheitspersonal vor Herausforderungen stellt. Die Zusammenarbeit zwischen Angestellten des Gesundheitswesens und Patienten/Innen kann beeinträchtigt werden, wenn Letztere beispielsweise die Fähigkeit zur Ausführung eines Informationsaustausches nicht beherrschen oder die Kommunikation selbst aus den oben genannten Gründen fehleranfällig ist. Durch Heranziehen von Angehörigen in den Kommunikationsprozess kann in gewissem Ausmaß dieser Problematik entgegengewirkt werden (Jurkowitsch, 2016, S. 13f).

Die Kommunikation im interdisziplinären Bereich im Gesundheitswesen ist an dieser Stelle ebenso hervorzuheben. Gespräche unter den verschiedensten Berufsgruppen werden hierbei von Fachausdrücken geprägt. Daher ist für die Vermeidung von nicht notwendigen Fehlern eine einwandfrei verständliche Kommunikation unter den Parteien unumgänglich. Bei aufgetretenen Fehlern, können diese auf Patienten/Innen übertragen werden, was wiederum fatale Folgen mit sich bringen könnte. Daher sollte eine professionelle Kommunikation untereinander angestrebt werden. Im Falle von Missverständnissen wird die Zusammenarbeit der jeweiligen Akteure erschwert. Durch Kommunikationsschwierigkeiten dieser Art wird das Prinzip der Gesundheitserhaltung von Patienten/Innen somit komplexer (Marchwacka, 2018, S. 176f). Hinzu kommt, dass Konflikte zwischen den einzelnen medizinischen Disziplinen in der Kommunikation mit den Patienten/Innen widergespiegelt werden. Die Austragung von Machtkämpfen oder generell Uneinigkeiten inner- und außerhalb der Berufsgruppen können als ein Beispiel hierfür angegeben werden. Solche Vorkommnisse haben eine störende Wirkung auf die Zusammenarbeit der Akteure (Marchwacka, 2018, S. 179f).

Wichtig hierbei ist, dass beteiligte Akteure deren Professionalität bewahren und das Ziel der auszuführenden Tätigkeiten nicht aus den Augen verlieren (Marchwacka, 2018, S. 179f).

## 1.5 Kostendruck vs. erstklassige Versorgung

Durch die von der Gesundheitspolitik geschaffenen Bedingungen werden immer mehr Einrichtungen einem Kostendruck ausgesetzt. Investitionen, welche notwendig wären können nicht durchgeführt werden; die steigenden Fallzahlen an Patienten/Innen führt zur Überlastung des Systems und nicht ausreichend vorhandene Kapazitäten erschweren die Lage zusätzlich. Trotz finanzieller Engpässe soll jedoch eine erstklassige Versorgung von Patienten/Innen gewährleistet werden. Aufgrund dieser Forderung wird das Gesundheitspersonal enormem Druck ausgesetzt. Entscheidungen medizinischen Ursprungs werden von Personen, welche einer betriebswirtschaftlichen Tätigkeit nachgehen, oftmals beeinflusst, was eine adäquate Versorgung wiederum erheblich beeinträchtigt. Somit wird die Basis einer funktionierenden Zusammenarbeit zwischen den Akteuren häufig missachtet (Marckmann, 2021, S. 190). Zudem führen diese Umstände dazu, dass erbrachte Leistungen an Qualität verlieren. Oftmals werden Ärzte/Innen dazu gedrängt bestimmte Leistungen durch kostengünstigere zu ersetzen, unabhängig von gravierenden Qualitätsunterschieden. Das Pflegepersonal ist ebenso unter den Leidtragenden zu erwähnen. Durch die Qualitätsverschlechterung und des bestehenden Personalmangels steigt die Mortalität der zu versorgenden Patienten/Innen gesteigert. (Marckmann, 2021, S. 192). „Die Qualität der Arbeitsumgebung (u.a. Zusammenarbeit zwischen Pflegekräften und Ärzten, Unterstützung durch das Krankenhausmanagement, Partizipation bei relevanten Entscheidungsprozessen des Krankenhauses) stellt dabei einen wesentlichen modulierenden Faktor dar" (Marckmann, 2021, S. 192).

Zusätzlich zu den genannten Faktoren wird berichtet, dass die Arbeit zwischen Ärzten/Innen und Patienten/Innen in ein dunkles Licht gerückt wird, da bestimmte Gesundheitsleistungen, welche nicht dringend notwendig wären, trotzdem an Patienten/Innen durchgeführt werden sollen. Patienten/Innen könnten dieser Vorgehensweise auf die Schliche kommen und somit das Vertrauen gegenüber Ärzten/Innen in Frage stellen. Hiermit wird anstatt der geforderten erstklassigen Versorgung das Prinzip einer Überversorgung als Geldeintreiber befolgt. Ärzte/Innen ordnen daher die Kooperation zwischen diesen zwei Gruppen als besonders gefährdet ein (Marckmann, 2021, S. 192f.). Berghoff und Thießen (2020, S. 222) meinen diesbezüglich, dass im Rahmen der Gesundheitserhaltung das Wohl der Menschen im Mittelpunkt stehen sollte. Finanzielle Aspekte sollen keine übergeordnete Rolle spielen dürfen (Berghoff & Thießen, 2020, S. 222). Die Qualität der Patientenversorgung sinkt unter diesen Bedingungen (Marckmann, 2021, S. 193).

Von einer erstklassigen Versorgung kann daher bei weitem nicht die Rede sein (Marckmann, 2021, S. 193). Aus diesen Gründen müssen Maßnahmen eingesetzt werden, welche dem Kostendruck im Gesundheitssystem entgegensteuern (Marckmann, 2021, S. 191). „Da der erhebliche Kostendruck in den Krankenhäusern vor allem auf politisch zu verantwortende Vorgaben zurückzuführen ist, ist vor allem die Gesundheitspolitik auf Bundes- und Länderebene in der Pflicht, durch eine veränderte Gestaltung der systemischen Rahmenbedingungen eine bedarfsgerechte Versorgung der Patienten im Krankenhaus unter angemessenen Arbeitsbedingungen für das Personal zu gewährleisten" (Marckmann, 2021, S. 191).

## 1.6 Steigender Wettbewerbsdruck

„Um eine bestmögliche und nachhaltige Gesundheitsversorgung der Bevölkerung bei gleichzeitig kosteneffizienter Nutzung medizinischer Güter sicherzustellen, stehen sich aus ökonomischer Sicht zwei idealtypische Ordnungsmodelle gegenüber: marktwirtschaftliche oder staatliche Steuerung. Obwohl in allen westlichen Volkswirtschaften Elemente beider Steuerungsmodelle gefunden werden können, nehmen zunehmend wettbewerbliche Prinzipien eine wichtige Steuerungsfunktion im Gesundheitswesen ein" (Blenk, Knötig & Wüstrich, 2016, S. 3). Durch diese Entwicklung wird versucht Gesundheit indirekt in ein Produkt umzuwandeln. Ein Konkurrenzkampf zwischen verschiedenen Einrichtungen bezüglich der Vermarktung von Gesundheitsleistungen kann dabei die Folge sein (Blenk, Knötig, Wüstrich, 2016, S. 8). Hierbei wird in manchen Bereichen eine Rivalität zwischen staatlichen und privaten Akteuren des Gesundheitswesens beobachtet, da diese in etlichen Ansichtspunkten keinen Konsens zu erzielen scheinen. Deren Zusammenarbeit kann daher als gefährdet angesehen werden (Willisegger & Blatter, 2016, S. 10).

Vor allem Versicherungsgesellschaften spielen bezüglich der Wettbewerbsentwicklung im Gesundheitswesen eine bedeutende Rolle. Diese konkurrieren untereinander derart stark, dass mehrere Angebote positioniert werden, um potentielle Versicherte an Land ziehen zu können. Dabei wird oftmals eine hohe Qualität der angebotenen Gesundheitsleistungen versprochen. Somit besteht unter anderem ein Wettbewerb, welches den Begriff der Qualität ebenso in den Mittelpunkt stellt. Leistungserbringer/Innen werden dadurch bezüglich der Leistungsqualität unter Druck gesetzt, da diese den beschriebenen Anforderungen gerecht werden sollen. Das Ziel Letzterer ist im Normalfall den Bürgern/Innen eine qualitativ hochwertige medizinische Versorgung zu gewährleisten und anzubieten. Ob dies immer gelingt, ist an dieser Stelle zu hinterfragen (Willisegger & Blatter, 2016, S. 11ff). Hinsichtlich dieser Problematik wird ein eindeutiges Verbesserungspotential ausgesprochen (Willisegger & Blatter, 2016, S. 32).

Hierbei sollten Gesundheitsleistungen keineswegs zu einem unzweckmäßigen Einsatz kommen, da dies die Qualität der Leistung an sich mindern würde und Patienten/Innen, wie so oft, die Leidtragenden wären. In Folge dessen wird auch die Patientensicherheit gefährdet. Diese an sich sollte jedoch an oberster Stelle stehen (Willisegger & Blatter, 2016, S. 32f). Die Problematik am Wettbewerbsdruck im Gesundheitswesen liegt unter anderem darin, dass bei der Auswahl von Leistungserbringern/Innen ein Gefühl der Überforderung verspürt werden kann. Umso wichtiger wird die Hilfestellung bei der Auswahl von Gesundheitsleistungen. Hierbei sollten notwendige von nicht notwendigen Behandlungen unterschieden werden (Willisegger & Blatter, 2016, S. 103). „Denn aus heutiger Sicht fehlen die Voraussetzungen für eine informierte Wahl weitestgehend. Primär muss es sich dabei um Informationen handeln, die es den Patienten erlauben, je nach Situation gemeinsam mit Ärzinnen und Ärzten im Markt der Leistungsträger die bestmögliche Wahl zu treffen" (Willisegger & Blatter, 2016, S. 103). Im Großen und Ganzen wird in Folge des Wettbewerbsdrucks die Kooperation zwischen staatlichen und privaten Akteuren sowie Versicherungsgesellschaften und Patienten/Innen auf negative Weise beeinträchtigt (Willisegger, & Blatter, 2016, S: 10ff).

# 2 Zusammenfassung der Ergebnisse und Fazit

In diesem Kapitel werden die Herausforderungen in der Zusammenarbeit von Akteuren im Gesundheitswesen zusammenfassend dargestellt. Laut Rieser (2020, S. 4) kann durch verschiedene Ansichtsweisen der Gesellschaft eine herausfordernde Kooperation zwischen den Beteiligten des Gesundheitswesens entstehen. Fößleitner (2020, 489ff) führt hierbei die Annahme der Bevorzugung der privat Versicherten gegenüber gesetzlich Versicherten im Rahmen der Beanspruchung von Gesundheitsleistungen an. Solche Ansichten führen zu kontroversen Debatten über die Landschaft der Gesundheitsversorgung. Daran leidet vor allem die Ärzte-Patienten-Beziehung (Fößleitner, 2020, S. 491). Die Digitalisierung unterstützt und fordert gleichzeitig die Zusammenarbeit zwischen den Stakeholdern heraus. Als Schwachstelle wird das Beispiel eines Versagens von digitalisierenden Aspekten in der Notaufnahme in dieser Hausarbeit genannt. Komplexe Handhabungsmöglichkeiten digitaler Systeme, kann die Versorgung der Patienten/Innen unverzüglich in Gefahr bringen, wenn unterschiedliche digitale Diagnostik und Dokumentationsverfahren die Versorgung eines/einer Patienten/In beeinträchtigen. Patienten/Innen werden dadurch zu den Opfern des möglichen Scheiterns einer innovativen digitalen Hilfestellung im Gesundheitswesen (Lux, 2018, S. 5ff). Des Weiteren werden Überlegungen bezüglich Cyberattacken gestellt. Durch Hacks oder anderweitige illegale Vorgehensweisen können Patientendaten an Dritte weitergegeben werden. Dies würde die Zusammenarbeit aller Beteiligten im Gesundheitswesen erheblich beeinträchtigen (Sury, 2020, S. 442f).

Angerer und Liberator (2018, S. 14f) thematisieren den wachsenden Wohlstand als Grund für die Forderung der Effizienzsteigerung im Gesundheitswesen. Dieser Forderung kann jedoch aus Gründen der Ressourcenknappheit nicht nachgegangen werden. Folglich werden Stakeholder dazu gedrängt, Handlungen zu setzen, welche die von der Gesellschaft erwarteten Anforderungen erfüllen sollen. Dies führt wiederum dazu, dass die Zusammenarbeit im Gesundheitswesen, unter dem Aspekt des auf die Beteiligten ausgeübten Drucks, negativ beeinflusst wird (Angerer & Liberatore, 2018, S. 15). Fehlerhafte Kommunikation als Quelle schlechter Zusammenarbeit ist an dieser Stelle ebenso zu erwähnen. Aufgrund von Verständnisfehlern verschiedenster Art und einer unpassenden Gesprächsbasis unter den Akteuren können bestimmte Prozesse im Gesundheitswesen beeinträchtigt werden. Hinzu kommt, dass Patienten/Innen ein höheres Maß an Selbstständigkeit erlangen. Daten über deren Gesundheit und der Versorgung werden oftmals hinterfragt. Dies kann als ein zusätzlicher Druckfaktor auf das Gesundheitspersonal gesehen werden (Jurkowitsch, 2016, S. 13f). Unter diesen Umständen wird der Prozess der Gesundheiterhaltung der Betroffenen behindert (Marchwacka, 2018, S. 176f).

Durch den Kostendruck, welcher oftmals auf die Gesundheitspolitik zurückgeführt werden kann, werden sämtlichen Stakeholder in deren Tätigkeiten und daraus folgend die Zusammenarbeit untereinander erschwert. Die zusätzliche Forderung nach erstklassiger Versorgung trotz einer bestehenden Kostenproblematik führt wiederum zur Überlastung des Gesundheitssystems. Die Qualität nimmt hierbei ab statt zu. Infolge des Personalmangels steigt die Mortalität der Patienten/Innen, weil Versorgungskapazitäten fehlen. Aufgrund dieser Ausführungen wird ersichtlich, dass auch hier wieder mehrere Anspruchsgruppen des Gesundheitswesens von einer herausfordernden Zusammenarbeit betroffen sind (Marckmann, 2021, S. 190f). Zu guter Letzt wird der Wettbewerbsdruck in der Gesundheitsversorgung angeführt. Durch die steigende Rivalität unter den Einrichtungen sowie entstehendem Konfliktpotenzial von staatlichen sowie privaten Akteuren und Versicherungsgesellschaften und Patienten/Innen wird eine Kooperation verkompliziert (Willsegger & Blatter, 2016, S. 10f). Als Resümee kann festgehalten werden, dass eine Fülle an herausfordernden Faktoren die Zusammenarbeit zwischen den Akteuren im Gesundheitswesen beeinflussen. Für eine funktionierende Kooperation unter den Stakeholdern lässt sich ableiten, dass diese Faktoren vermieden beziehungsweise eingedämmt werden sollen.

# 3 Literaturverzeichnis

**Angerer, A. & Liberatore, F. (2018).** *Management im Gesundheitswesen: Die Schweiz.* Berlin: Medizin Wissenschaftliche Verlagsgesellschaft.

**Bachner, F., Bobek, J., Habimana, K., Ladurner, J., Lepuschütz, L., Ostermann, H., Rainer, L., Schmidt, A.E., Zuba, M., Quentin, W. & Winkelmann, J. (2019).** Das österreichische Gesundheitssystem – Akteure, Daten, Analysen. *European Observatory on Health Systems and Policies,* 20(3), S. 30 – 163.

**Berghoff, H. & Thießen, M. (2020).** Gesundheitsökonomien. Zeithistorische Fragen, Befunde und Perspektiven. *Contemporary History,* 17, S. 217 – 233.

**Blenk, T., Knötig, N. & Wüstrich, T. (2016).** Die Rolle des Wettbewerbs im Gesundheitswesen. *WISO Diskurs,* 1, S. 1 – 31.

**Fitte, C. (2021).** *Soziotechnische Implikationen der Digitalisierung im Gesundheitswesen – Eine Stakeholder-orientierte Analyse.* Inauguraldissertation. Osnabrück: Universität Osnabrück.

**Fößleitner, S. (2020).** Interessenkonflikte, Korruption und Compliance im Gesundheitswesen – Umgang von Akteur*innen im Gesundheitswesen mit Zielkonflikten. *Health System Watch,* 5, S. 481 – 492.

**Jurkowitsch, R.E. (2018).** Edukation und Kommunikation im Gesundheitswesen. In Jurkowitsch, R.E. & Schröder, G. (Hrsg.), *Edukation und Kommunikation im Gesundheitswesen. Aufgaben – Möglichkeiten – Umsetzung* (S. 13 – 15). Wien: Facultas.

**Lux, T. (2018).** E-Health: Begriff, Umsetzungsbarrieren, Nachhaltigkeit und Nutzen. In Haring, R. (Hrsg.), *Gesundheit digital: Perspektiven zur Digitalisierung im Gesundheitswesen* (S. 1 - 10). Berlin: Springer.

**Marchwacka, M. (2018).** Zur Kommunikation im Gesundheitswesen am Beispiel der Pflegesprache – eine Bestandsaufnahme. In Tinnefeld, T. (Hrsg.), *Fremdsprachenunterricht im 21. Jahrhundert. Lerner – Methoden - Herausforderungen* (S. 175 - 194). Saarbrücken: Htw Saar.

**Marckmann, G. (2021).** Ökonomisierung im Gesundheitswesen als organisatorische Herausforderung. *Ethik Med,* 33, S. 189 – 201.

**Pfaff, H., Neugebauer, E., Glaeske, G. & Schrappe M. (2017).** *Lehrbuch Versorgungsforschung. Systematik – Methodik - Anwendung.* Stuttgart: Schattauer.

**Riester, S. (2020).** *Marktzugang digitaler Gesundheitsanwendungen in die Regelversorgung: Herausforderungen und Lösungsbedarf aus Sicht beteiligter Akteure im Gesundheitswesen.* Bachelorarbeit. Hamburg: Hochschule für angewandte Wissenschaften.

**Schaupp, W. (2018).** Ressourcenknappheit. Welche Mitwirkung gibt es für Ärztinnen und Ärzte? In Platzer, J. & Kröll, W. (Hrsg.), *Gerechte Medizin?: Analysen und Impulse aus Theorie und Praxis* (S. 91 - 111). Baden-Baden: Nomos.

**Sury, U. (2020).** Digitalisierung im Gesundheitswesen. *Informatik Spektrum,* 43, S. 442 - 443.

**Thommen, J.P. (2017).** *Definition: Was ist „Anspruchsgruppen?".*
https://wirtschaftslexikon.gabler.de/definition/anspruchsgruppen-27010

**Wasieleski, D.M. & Weber, J. (2017).** *Stakeholdermanagement.* Bingley: Emerald Publishing Limited.

**Willisegger, J. & Blatter, H. (2016).** *Preis- und Qualitätswettbewerb im Gesundheitswesen.* Luzern: Hochschule Luzern.

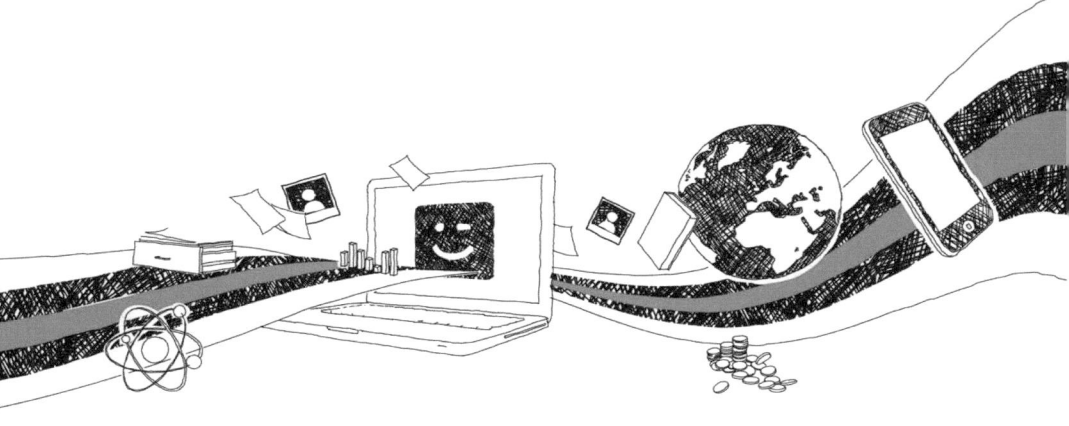
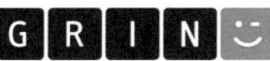